AF318208

PUBLICATIONS DU *PROGRÈS MÉDICAL*

LE
DIABÈTE

N'EST PAS

UNE MANIFESTATION ARTHRITIQUE

PAR

Le D^r MAX. DURAND-FARDEL

Médecin inspecteur des sources d'Hauterive à Vichy
Président honoraire de la Société d'hydrologie médicale de Paris

PARIS

Aux bureaux du **PROGRÈS MÉDICAL** | **V. A. DELAHAYE & Ce, Libraires-Éditeurs**
6, rue des Écoles, 6. | Place de l'École-de-Médecine.

1879

LE DIABÈTE

N'EST PAS

UNE MANIFESTATION ARTHRITIQUE

Le *Progrès médical* a publié, l'année dernière, un travail intéressant de M. Cornillon, sur les *rapports du diabète avec l'arthritis*, « c'est-à-dire avec la goutte, la gravelle urique et le rhumatisme. »

Ces rapports, considérés comme propres à démontrer une identité d'origine pathogénique entre ces divers états morbides, sont exposés de la manière suivante :

« Le diabète se montre souvent chez des goutteux ou des graveleux ; il précède quelquefois, mais plus rarement, les premières manifestations de la goutte et de la gravelle. Il se combine avec ces deux états, leurs manifestations respectives se confondant ou alternant, réagissant les unes sur les autres, le plus souvent dans le sens d'une atténuation réciproque. On rencontre des eczémas chez les diabétiques comme chez les arthritiques. On a vu la glycosurie succéder à la lithiase biliaire qui est notoirement une affection arthritique, et la remplacer. Les diabétiques engendrent des goutteux, et les goutteux des diabétiques. Des conditions étiologiques communes semblent présider au développement de la goutte et du diabète. Enfin, divers auteurs, notamment Marchal de Calvi, ont considéré le diabète comme une manifestation de la diathèse urique. »

Ces diverses circonstances, que M. Cornillon a appuyées d'observations personnelles, « prouvent surabondamment, dit-il, que la goutte, le rhumatisme, la glycosurie, la gravelle, ainsi qu'un certain nombre d'autres manifestations morbides, dépendent du même vice constitutionnel. »

Je présenterai, au sujet de ce tableau assez généralement exact, quelques observations préjudicielles sur lesquelles je n'aurai pas à revenir.

L'eczéma vulvaire, qui est invoqué comme analogue aux arthritides, ne saurait être mis en cause. Il résulte, comme l'eczéma préputial et uréthral, du contact de l'urine sucrée avec la muqueuse génito-urinaire et les téguments voisins, et ne saurait revendiquer un caractère diathésique.

L'identité pathogénique du rhumatisme avec la goutte, ou, si l'on veut, la diathèse urique, est un fait contestable et contesté. Du reste, M. Cornillon déclare lui-même que l'influence réciproque du diabète et du rhumatisme est nulle et ne présente rien de semblable à ce qu'on observe pour la goutte.

Je ferai de simples réserves au sujet du caractère diathésique arthritique, systématiquement attribué à la lithiase biliaire. La coïncidence, assez rare du reste, du diabète et des coliques hépatiques, ne saurait avoir une grande signification, vu la fréquence de chacun de ces états morbides.

Je trouve légitime de tenir compte de l'opinion de Marchal de Calvi, pour tout ce qui concerne le diabète qu'il a étudié d'une manière si remarquable. Mais, quand nous le voyons avancer que « lorsque la diathèse urique agit sur les solides elle donne lieu à la goutte (et au rhumatisme), et, lorsqu'elle agit sur le sang lui-même, elle donne lieu au diabète, de sorte que le diabète, le diabète commun, n'est autre chose que la goutte dans le sang, » nous devons penser que cet auteur recommandable ne se faisait pas une idée très-nette de la physiologie pathologique de ces deux états morbides.

Les faits positifs sur lesquels peut s'appuyer l'opinion soutenue par M. Cornillon, sont : la coïncidence du diabète avec la goutte ou la gravelle ; l'influence réciproque que ces divers états paraissent exercer les uns sur les autres; la filiation héréditaire de la goutte et du diabète, se transformant l'un dans l'autre ou se partageant les membres d'une même famille; des rapprochements étiologiques notables; enfin, la richesse en urée et en urates du sang et des urines des diabétiques.

Peut-être mon distingué confrère s'est-il fait quelque illusion touchant la facilité avec laquelle se peuvent trancher ces questions de pathogénie. Ce sont là des sujets hérissés de difficultés, où il ne suffit pas de présenter des faits, mais où il importe surtout de les interpréter. Une semblable interprétation est loin d'être aisée. Mais il est toujours intéressant de discuter les questions de ce genre ; et peut-être, en prenant celle-ci à un point de vue autre que celui où s'était placé M. Cornillon, arriverons-nous à un résultat différent. J'indique ici l'esprit de ce travail, qui sera plutôt de discussion que de critique. Il nous manque encore trop de notions positives à leur sujet pour que nous puissions nous flatter de résoudre de semblables problèmes : mais au moins pouvons-nous utiliser les notions acquises, pour en tirer les déductions qu'elles permettent d'exprimer.

Je me propose d'opposer aux *faits* signalés plus haut,

une analyse synthétique du sujet qui nous permettra de mieux apprécier le caractère de ces derniers.

L'alimentation introduit dans l'économie trois séries de principes; principes immédiats, qui, à des titres divers, servent à la rénovation et à l'entretien des tissus, et fournissent les éléments essentiels de la nutrition, c'est-à-dire de l'assimilation et de la désassimilation. Ce sont les principes quaternaires, albuminoïdes ou azotés, et les principes ternaires, féculents et gras.

D'un autre côté, il est trois états de l'organisme dans lesquels l'économie vient à s'encombrer de ces mêmes principes, dégagés par le travail digestif des matériaux qui les enveloppaient ou les accompagnaient, lors de leur introduction alimentaire, pour fournir au travail nutritif. Ces trois états sont : la diathèse urique, comprenant la goutte et la gravelle urique, le diabète et l'obésité.

On sait que les produits qui se retrouvent dans le sang ou dans les sécrétions éliminatrices, ou dans la trame, ou l'interstice des tissus, sous forme d'acide urique, de glycose ou de dépôts graisseux, ne correspondent pas seulement aux principes introduits du dehors par l'alimentation, mais se forment encore dans l'économie elle-même, à ses propres dépens.

On est donc conduit à admettre que la présence de ces produits en excès doit dépendre, ou d'une exagération dans leur introduction du dehors, ou dans leur production au dedans, ou d'un obstacle apporté à leur utilisation, c'est-à-dire à leur combustion, leur utilisation étant attribuée à un phénomène d'oxydation ou de combustion, sauf la supposition hypothétique, pour le sucre, d'une fermentation.

Tous ces états de l'organisme où l'on voit apparaître en excès l'acide urique, ou le sucre, ou la graisse, peuvent exister passagèrement, provoqués par certaines conditions de l'organisme plus ou moins faciles à déterminer, ou par l'expérimentation. Mais le plus souvent ils dépendent d'une anomalie survenue dans l'évolution nutritive, anomalie définitive en général, facilement transmissible par hérédité, et qui revêt les caractères sur lesquels nous avons constitué les diathèses.

Ces trois états morbides, à chacun desquels correspond un groupe déterminé d'actes morbides, se rattachent donc à un trouble spécial subi par l'évolution de quelqu'un de ces principes essentiels de l'alimentation, de la digestion et finalement de la nutrition. Ils constituent comme une famille naturelle, et les points nombreux de rapprochement qui existent entre eux, et leurs caractères communs, les distinguent nettement du reste de la pathologie.

Le premier de ces caractères est l'imprégnation du système par un principe qui n'est pas étranger à l'organisme, qui s'y rencontre à l'état physiologique, qui peut même être indispensable à l'existence, mais qui, par les proportions qu'il acquiert et surtout par sa présence là où il ne devrait pas être, devient nuisible, toxique en quelque sorte, et paraît présider directement aux actes morbides qui signalent son existence.

L'un de ces principes, la graisse, n'entraîne d'actes morbides proprement dits qu'alors que l'anomalie qui y préside a acquis un degré considérable d'intensité. Jusquelà, ne se déposant que dans les interstices des organes, il se borne à en gêner le jeu d'une manière qui ne porte que peu de préjudices à la santé. Mais, à un degré plus avancé, la graisse finit par pénétrer plus avant entre les éléments des tissus organiques, puis par se les incorporer eux-mêmes. L'anomalie nutritive acquiert alors une gravité particulière.

Quant à l'acide urique et au sucre, leur présence dans le sang en proportion inusitée et leur pénétration dans les tissus donnent lieu immédiatement à des troubles fonctionnels, continus, ou séparés par des intervalles, qui constituent l'appareil symptomatique du diabète et de l'arthritis, sans parler d'actes morbides très-complexes qui se produisent également sous leur influence directe. Si le sucre et l'acide urique ne se retrouvent jamais que dans de faibles proportions dans le milieu sanguin, c'est que toute modification dans la composition du sang au-delà d'une certaine mesure étant incompatible avec la vie, ce qui excède cette proportion s'élimine par des voies excrémentitielles, régulières comme le rein ou la peau, ou irrégulières comme les régions articulaires ou sous-cutanées dans la goutte. Mais il est permis de croire que ce qui n'est pas compris dans cette élimination se répand dans les tissus et les altère, soit dans leurs fonctions, soit dans leur texture.

Toutes ces anomalies, d'où résulte l'imprégnation de l'économie par l'acide urique, le sucre ou la graisse, se trouvent sous une certaine dépendance, sinon directe, du moins effective de l'alimentation. L'excès d'introduction d'aliments gras, féculents ou azotés en favorise les manifestations; la diminution ou la cessation de cette introduction atténue ces dernières, et, dans quelques cas, réussit à les supprimer.

Mais, en réalité, ces anomalies paraissent prendre surtout naissance en vertu de causes auxquelles l'alimentation est immédiatement étrangère. Il est possible que l'activité nutritive, ou comburante, soit amoindrie, et qu'ainsi des principes destinés à être utilisés dans l'assimilation, et repris sous une forme donnée dans la désassimilation, ne subissent qu'une évolution incomplète et viennent ainsi altérer la constitution du sang. Ce qui est plus certain, c'est que l'excès de ces produits d'une assimilation imparfaite peut être dû à une formation inusitée de leurs propres éléments. Il en est ainsi du moins du sucre et de la graisse. Sous certaines influences inconnues ou hypothétiquement définies, l'économie fabrique des substances ternaires par dédoublement des substances quaternaires, lesquelles ne manquent jamais, alors que l'introduction des

substances grasses et des substances sucrées peut être limi-
tée ou même supprimée.

On doit reconnaître, il me semble, que tous ces faits divers, relatifs au rôle que nous voyons jouer dans l'économie au sucre, à la graisse, aux principes albuminoïdes,
non utilisés, c'est-à-dire non brûlés, ne s'étant échappés
qu'incomplétement par les voies d'élimination qui leur
sont ouvertes, et retenus ainsi dans le milieu sanguin qui
les répand partout, on doit reconnaître que tous ces faits
sont d'un même ordre.

Ils se rattachent tous à une insuffisance de l'évolution
nutritive, atteignant les principes essentiels de l'assimilation, les véritables aliments cellulaires, ceux qui, formés
ou non par la spontanéité organique, n'en remontent pas
moins, en définitive, à l'alimentation proprement dite,
puisqu'ils représentent précisément les principes que l'introduction alimentaire a pour but de mettre en contact
avec l'oxygène, pour l'accomplissement des phénomènes les
plus étroitements préposés à l'entretien de la vie.

Une fois cette anomalie nutritive engagée, il se comprend
qu'elle puisse osciller entre les divers sujets qu'embrasse
nécessairement l'acte complexe de la nutrition. On peut
bien admettre un lien de parenté entre l'obésité, la diathèse
urique et le diabète, et ne pas s'étonner s'ils se rapprochent,
alternent, se combinent ou se succèdent ; s'ils se dévelop-
pent sous des influences identiques ; si les atteintes du système nerveux les amènent également ; si un ensemble commun de remèdes hygiéniques et médicamenteux leur est
applicable ; si l'hygiène leur est encore plus efficace que
toutes les médications possibles, car ce n'est guère que
par l'hygiène que nous avons prise sur l'évolution nutritive ; si nous sommes dépourvus à leur sujet de médications
spécifiques ; car quelle idée de spécificité pourrait-on atta-
cher à l'idée d'action sur la nutrition, c'est-à-dire sur la
combustion nutritive ?

← Maintenant, de tous ces sujets de rapprochement, conclure à une identité de nature entre ces diverses anomalies, c'est aller beaucoup trop loin. Et il est clair que, si la goutte et le diabète dépendaient d'un même vice constitutionnel, l'arthritis, il n'y aurait pas de raison pour ne pas faire rentrer l'obésité dans cette origine commune. M. Bouchard a rencontré, en effet, l'arthritis avérée chez la majorité des obèses. Mais l'obésité n'est-elle pas commune aussi chez les lymphatiques et les scrofuleux?

Cependant, il faut bien admettre que les processus organiques qui président à la séparation des principes azotés, sucrés et gras, sur les lieux d'emploi, sont distincts. Que l'on considère l'élément cellulaire, ou le milieu sanguin dans la région capillaire, intermédiaire à l'apport des artères et à la reprise des veines et des lymphatiques, il faut bien admettre que les matériaux nutritifs, qui doivent constituer les éléments de nos tissus, ou servir à un titre quelconque à leur entretien, sont attirés et élaborés en vertu de processus distincts, que l'esprit ne doit pas plus confondre qu'ils ne doivent se confondre dans leur activité propre.

Englober le diabète dans la diathèse urique, c'est préjuger d'ailleurs le rôle du foie dans le diabète. Si le diabète est dû effectivement à une suractivité de la circulation hépatique multipliant le contact du sang avec la matière glycogène (Cl. Bernard), ou à une production exagérée de glycogène (Lécorché), quel rapprochement pathogénique reste-t-il à faire entre le diabète et la goutte, la gravelle, le rhumatisme, etc. ?

Comment peut-on songer à résoudre par une affirmation précise des questions sur lesquelles l'analyse physiologique et la conception pathogénique sont encore si indécises?

Si nous nous adressons à des termes plus saisissables, nous ne trouvons pas de moindres obstacles pour établir entre le diabète et l'arthritis les communautés d'origine supposées.

Dans la goutte, que je prends pour type, afin de serrer l'argumentation et d'en mieux préciser les termes, nous voyons un principe, l'urate de soude (acide urique), quel que soit le mécanisme de sa formation, se montrer comme le produit de l'anomalie nutritive, comme la matière de la maladie. Nous le rencontrons dans le sang d'abord, puis sur les surfaces articulaires dès les premières manifestations typiques de la maladie, puis, dans des proportions quelquefois énormes, dans les textures cartilagineuses et osseuses, et à l'entour, et sous la peau, et sur toutes sortes de points éloignés. On ne l'a pas trouvé partout en nature, il est vrai ; mais il est partout, puisqu'il est dans le sang, et il est permis de penser que les désordres variés qui constituent la symptomatologie de la goutte généralisée, vague, irrégulière, de l'arthritis en un mot, si l'on veut bien se contenter en ce moment d'en voir le type dans la goutte, il est permis de penser que ces désordres, la migraine, l'asthme, etc., sont sous la dépendance de ce principe, l'acide urique, que le sang a porté sur tous les points du système.

Dans le diabète, c'est le sucre qui se laisse recueillir en nature dans l'urine et qui, charrié à son tour par le sang, atteint et contamine tous les tissus, et y détermine les désordres et les altérations qui lui sont propres.

Quoi de commun entre l'acide urique et le sucre, soit dans leur composition chimique, soit dans les atteintes qu'ils apportent à l'intégrité des tissus? Quoi de commun dans les phénomènes qui en décèlent la présence ? La physiologie ne nous a pas montré que l'élaboration du sucre, dans le milieu nutritif, se trouvât subordonnée à celle des principes azotés.

Rien ne démontre mieux la distance qui sépare le diabète de la goutte que les cas mêmes où ces deux états morbides se trouvent réunis. On rencontre des goutteux diabétiques : ceci prouve simplement que ces deux états ne s'excluent pas, et il ne se conçoit pas pourquoi ils s'excluraient mutuellement. Or, on observe alors distinctement les symptômes de la goutte et ceux du diabète. Il pourrait même y avoir un diabète goutteux, c'est-à-dire une variété de diabète qui ne serait qu'une manifestation de la goutte. Cette *dépendance*, dont je ne saisis pas bien le mécanisme, ne me paraît nullement démontrée. Mais M. Lécorché, qui l'admet, fait remarquer expressément que ce ne serait qu'une variété du diabète, et que le diabète ordinaire, le diabète commun, à marche chronique, n'a rien à faire avec la goutte.

On trouve il est vrai un excès d'urée dans le sang des diabétiques; mais on y trouve aussi de la graisse, en quantité quelquefois considérable. L'urine contient habituellement aussi un excès d'acide urique. La graisse et l'urée du sang et l'azoturie ont été attribuées à la nature de l'alimentation familière aux diabétiques : ceci n'a en réalité que la valeur d'une explication. Mais on ne doit tirer de ces faits eux-mêmes que ce qu'ils peuvent fournir.

Voici des urines et un sang qui contiennent un excès de déchets azotés et un excès de sucre. On ignore si les premiers représentent un fait primaire ou secondaire; ils ne correspondent à aucun témoignage phénoménal de leur présence. Et c'est à eux que l'on subordonnerait le fait capital, essentiel, auquel se rapporte directement toute l'évolution organique et symptomatique de la maladie? Cela me paraît difficilement acceptable.

Il serait superflu d'insister sur les différences qui existent entre un goutteux et un diabétique ; il s'agit là de faits appartenant à l'observation courante. Mais je dirai quelques mots du traitement.

Il est vrai qu'il existe une indication commune dans ces divers états morbides que caractérise une altération, on peut dire une déviation, dans l'assimilation et la désassimilation des facteurs essentiels de la nutrition.

Cette indication commune, et il nous est assez difficile d'en formuler d'autres, est d'activer la combustion nutritive. C'est l'hygiène qui nous fournit les moyens les plus effectifs de remplir une telle indication ; et les ressources qu'elle met à notre disposition s'appliquent aussi bien au diabète qu'à la diathèse urique et à l'obésité. Il en est de même des eaux minérales à prédominance bicarbonatée sodique, lesquelles représentent, en pareils cas, l'agent le mieux approprié que fournisse la thérapeutique. La soude, en effet, introduite à l'état de bicarbonate, semble être par excellence un médicament de l'assimilation, auquel les qualités inhérentes à la médication thermale prêtent des appropriations toutes particulières.

Mais il est un côté de l'hygiène qui se tient tout à fait en dehors de cette communauté d'application: c'est la diététique.

Bien qu'il soit démontré aujourd'hui que les principes introduits par l'alimentation ne servent pas aussi directement à la nutrition qu'on l'avait cru jusqu'alors, il faut bien reconnaître cependant que l'alimentation joue un rôle énorme dans l'œuvre définitive de la nutrition, et nous fournit des moyens très-effectifs, et quelquefois surprenants par leur netteté, d'agir sur les déviations de l'activité nutritive.

Si le diabète n'était qu'une des manifestations de la diathèse urique, ou de l'arthritis, une diététique commune, ou au moins analogue, conviendrait aux diabétiques et aux goutteux. C'est le contraire qui a lieu. Bien plus, le régime approprié à l'un de ces états morbides est directement contraire à l'autre.

Sans vouloir dire que le régime banal des diabétiques soit capable d'engendrer la goutte, ni que le régime indiqué pour les goutteux puisse produire le diabète, j'ai pu

reconnaître d'une manière indéniable, dans maintes circonstances, que l'un et l'autre de ces régimes favorisait les
manifestations de l'une ou de l'autre de ces anomalies. Je
ne prétends pas généraliser absolument ce fait, déjà si-
gnalé par Bence Jones; mais je ne fais pas de doute qu'il
ne s'observe de la façon la moins contestable.

Il résulte au moins de tout ceci que ce n'est pas précisément sur la thérapeutique, car la diététique a dans les cas
de ce genre une valeur thérapeutique, que l'on pourrait se
baser pour soutenir la communauté du diabète et de la
goutte.

Je laisse au lecteur qui aura bien voulu suivre l'argumentation que je viens de développer, d'en tirer les consé-
quences. Il est possible qu'un jour les idées que nous pou-
vons nous faire des diathèses soient renversées; mais il
nous faut bien actuellement nous appuyer sur les notions
que nous possédons.

La physiologie nous montre les rapprochements que l'on
peut faire entre le diabète et l'arthritis (diathèse urique).
Mais elle nous apprend en même temps la distance qui sépare ces deux états morbides, et la pathologie nous fournit
à ce sujet des démonstrations assez significatives. Nous
devons surtout puiser dans cette double étude cet ensei-
gnement: qu'il faut apporter une grande réserve dans des
déterminations pathogéniques dont les éléments sont très-
complexes, et, pour une grande part, encore très-obscurs.